BEI GRIN MACHT SICH IHR WISSEN BEZAHLT

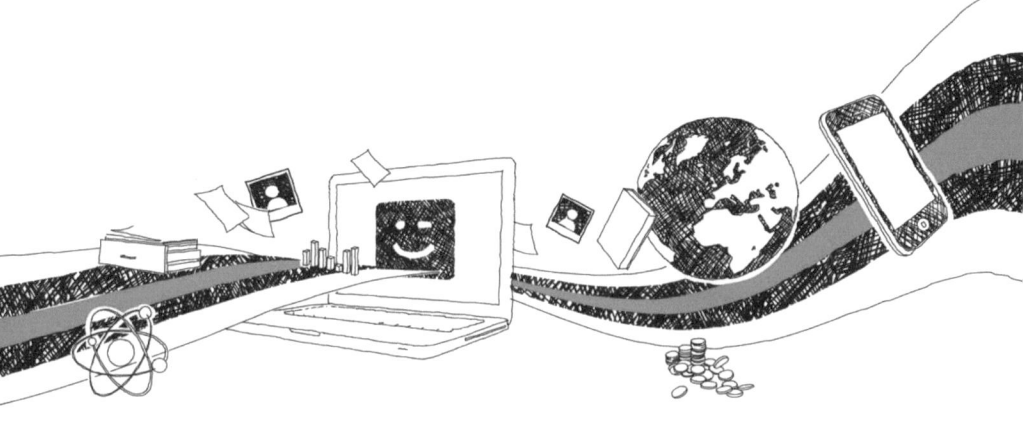

- Wir veröffentlichen Ihre Hausarbeit,
  Bachelor- und Masterarbeit

- Ihr eigenes eBook und Buch -
  weltweit in allen wichtigen Shops

- Verdienen Sie an jedem Verkauf

Jetzt bei www.GRIN.com hochladen
und kostenlos publizieren

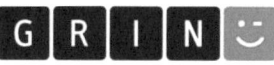

Stressmanagement-Methoden von Arbeitnehmern zur Prävention von Stressfolgeerkrankungen

Hanna Gschaider

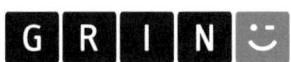

Bibliografische Information der Deutschen Nationalbibliothek:

Die Deutsche Nationalbibliothek verzeichnet diese Publikation in der Deutschen Nationalbibliografie; detaillierte bibliografische Daten sind im Internet über http://dnb.d-nb.de abrufbar.

ISBN: 9783346848819
Dieses Buch ist auch als E-Book erhältlich.

Das Buch bei GRIN: https://www.grin.com/document/1340531

Hamburger Fern-Hochschule

Psychologie B.Sc.

Hausarbeit

**Stressmanagement-Methoden von Arbeitnehmern zur
Prävention von Stressfolgeerkrankungen**

von

Hanna Gschaider

29. Januar 2022

Inhaltsverzeichnis

1 Einleitung

In der im Jahr 2021 durchgeführten Stressstudie der Techniker Krankenkasse (TK), gaben 26 Prozent der Befragten an, häufig im Stress zu sein. 64 Prozent gaben an, regelmäßig gestresst zu sein. Damit ist die Zahl im Gegensatz zu den Vorjahren mit 57 Prozent in 2015 und 60 Prozent in 2018 weiter angestiegen. Als repräsentative Stichprobe wurden Tausend deutschsprachige Personen ab 18 Jahren befragt und nach Alter, Geschlecht, Religion und Bildung gewichtet (TK, 2021, S.46). Erkrankte Freunde und Angehörige, die hohe Anspruchshaltung an sich selbst und die Arbeit sind die Top drei Stressverursacher der Deutschen (TK, 2021, S.4). Stress und Zeitdruck nehmen in der modernen Arbeitswelt immer weiter zu und die Leistungsgesellschaft setzt Flexibilität, Multitasking sowie ein hohes Maß an Quantität und Qualität voraus (Buchenau, 2020, S.2; Weskamp, 2021, S.6). 41 Prozent geben zudem an, im Privatleben keine Erholung mehr zu finden, da der dauerhafte Spagat zwischen Beruf und Familienaufgaben sowie finanzielle Probleme oder private Verpflichtungen die psychische Belastung erhöhen (Buchenau, 2020, S.1; Kleinschmidt, 2014, S.6, 21). 60 Prozent der Fehltage sind mittlerweile auf Stress zurückzuführen und psychische Erkrankungen, wie beispielsweise Burnout, die häufigste Ursache für einen vorzeitigen Ruhestand. Die Weltgesundheitsorganisation WHO erklärte den Stress daher zur größten Gesundheitsgefahr im 21. Jahrhundert (Buchenau, 2020, S.3; Kleinschmidt, 2014, S.6).

Die statistischen Zahlen unterstreichen die Relevanz des Themas. Da sich Arbeitnehmer selbstverantwortlich vor Stressfolgeerkrankungen schützen sollten, befasst sich diese Hausarbeit mit folgender Fragestellung: *Welche Stressmanagement-Methoden stehen Arbeitnehmern in der Freizeit sowie während der Arbeit zur Verfügung, um Stressfolgeerkrankungen vorzubeugen?*

Zunächst wird darauf eingegangen, was unter dem Begriff Stress zu verstehen ist und welche möglichen Folgen Dauerstress haben kann. Die Beantwortung der Forschungsfrage erfolgt in Kapitel vier. Hier werden einige Methoden diskutiert, die Arbeitnehmern zum Abbau von Stress und zur Prävention von Stressfolgeerkrankungen möglich sind. Da bei diesem komplexen Thema auch die Arbeitgeber in der Verantwortung stehen, soll sich Kapitel fünf kurz auf die Möglichkeiten der Arbeitgeber beziehen. Das letzte Kapitel rundet die Arbeit mit einer Zusammenfassung der wichtigsten Punkte sowie einem Ausblick ab.

2 (Dauer)Stress und seine Folgen

Die Stresswahrnehmung ist sehr individuell und ein komplexes Thema, da Stress ein Zusammenspiel aus verschiedenen Stressoren, persönlichen Stressverstärkern und Stressreaktionen beschreibt, welche sich gegenseitig bedingen (Buchenau, 2020, S.8; Kaluza, 2012, S.7f). Unter Stressoren werden dabei alle äußeren sowie inneren belastenden Reize zusammengefasst, die ein Mensch zu bewältigen hat. Beispiele hierfür sind Zeitdruck, Versagensängste, ein Verkehrschaos oder Informationsstress. Die individuellen Stressverstärker umfassen unsere Gedanken und sind Bindeglied zwischen Stressoren und Stressreaktion. Sie sind sehr vielfältig und können die Stresssituation abschwächen, aber auch stark verstärken. Entscheidend ist, wie das Individuum die Situation auffasst und welche Bewältigungsstrategien ihm zur Verfügung stehen. Sofern die Herausforderung für das Individuum kalkulierbar und absehbar ist, spricht die Stressforschung von Überlastung und noch nicht von Stress. Übersteigen die zu bewältigenden Anforderungen jedoch die individuelle Leistungsfähigkeit, kann dies zu einem Stressempfinden führen. Es folgt eine Stressreaktion, die sich sowohl auf körperlicher, mentaler und psychischer Ebene als auch im Verhalten zeigt (Buchenau, 2020, S.8; Causevic & Endemann, 2019, S.10; Kaluza, 2012, S.10ff). Es werden zwei Arten von Stress unterschieden. Positiver Stress wird Eustress genannt und macht nicht krank, sondern fördert sogar die persönliche Weiterentwicklung. Die Situation wird in solchen Fällen als positive Herausforderung gesehen und konzentriert sowie motiviert angegangen. Das Fehlen von Eustress würde zu einer dauerhaften Unterforderung führen. Distress dagegen ist die Bezeichnung für negativen Stress. Das Individuum erlebt die Situation als überfordernd, fühlt sich ausgeliefert und sieht keine Handlungsmöglichkeiten mehr zur Bewältigung. Wenn Distress über einen kurzen Zeitraum vorherrscht, hat er keine Auswirkungen. Chronischer Distress kann jedoch schwerwiegende Folgen haben, welche im Folgenden erläutert werden (Buchenau, 2020, S.8f; Weskamp, 2021, S.8f).

Der Körper reagiert mit einer Reihe von Anpassungsreaktionen auf negativen Stress. Dazu gehört beispielsweise die Steigerung der Gehirndurchblutung oder die Aktivierung der Nervenbahnen, damit Informationen möglichst schnell aufgenommen und verarbeitet werden können. Um die Leistungsfähigkeit zu steigern, werden zudem die Bronchien erweitert, von einer Zwerchfell- zu einer schnellen und flachen Brustatmung umgestellt, Blutdruck und Puls gesteigert und die Blutgefäße weitergestellt. Außerdem wird die Muskelspannung und die Energieverbrennung im Körper erhöht und das Glückshormon Endorphin ausgeschüttet, wodurch eine Schmerzunempfindlichkeit erreicht wird. Die Magen-Darm-Aktivität sowie die Immunkompetenz und die Sexualfunktionen werden dagegen heruntergesetzt (Keel, 2014, S.96; Neuner, 2016, S. 7; Kaluza, 2012, S.19ff). Während vereinzelt auftretende Stresssituationen keine Gefahr für die Gesundheit darstellen, hat eine chronische Aktivierung des menschlichen Stresssystems schwerwiegende Auswirkungen auf den Körper und die Psyche. Eine erhöhte Muskelspannung führt beispielsweise auf Dauer zu Verspannungen, Rücken- und chronischen Kopfschmerzen. Des Weiteren können oben beschriebene Anpassungen im Herz-Kreislauf-System zu einem dauerhaften Bluthochdruck führen, der, wenn unzureichend behandelt, einen Schlaganfall oder Herzinfarkt zur Folge haben kann. Im Rahmen der erhöhten Energieverbrennung im Körper wird das körpereigene Insulin, welches überschüssigen Zucker im Blut abbaut, durch das Stresshormon Cortisol gehemmt. Dies wiederum führt zu einer erhöhten Produktion von Insulin in der Bauchspeicheldrüse. Ist der Überschuss an Insulin über einen längeren Zeitraum im Körper vorhanden, kann die Krankheit Diabetes mellitus Typ-2 entstehen. Weitere Folgen von Dauerstress können Magenentzündungen, Geschwüre im Magen-Darmtrakt und Verstopfungen sein. Außerdem können sexuelle Störungen und Ohrgeräusche (Tinnitus) auftreten sowie eine erhöhte Anfälligkeit für Krankheiten aufgrund der Beeinträchtigung des Immunsystems entstehen (Keel, 2014, S.96f; Kaluza, 2012, S.37f). Meist treten die körperlichen Beschwerden als Begleiterscheinungen psychischer Folgen auf. Betroffene leiden häufig an einer Angststörung, einer Stressdepression oder dem sog. Burn-out-Syndrom. Dauerstress führt zu Schlafstörungen und chronischer Müdigkeit sowie zu einer generellen Unzufriedenheit, Lustlosigkeit und Niedergeschlagenheit. Den Betroffenen fällt es zunehmend schwerer, Erholung zu finden. Im weiteren Verlauf nimmt die Leistungsfähigkeit stetig ab, was wiederum zu einer chronischen Überforderung, einem Gefühl der Hilflosigkeit und zu Selbstzweifeln führen kann. Infolgedessen kann es zu einem übermäßigen Konsum von Alkohol, Nikotin oder anderen Substanzen kommen und zu einer zunehmenden Vernachlässigung von sozialen Kontakten. Die Folge ist ein Gefühl der Isolation und des Alleinseins, was wiederum zu Angst, Panikattacken und einer inneren Leere führt (Keel, 2014, S.97; Kaluza, 2012, S.38-41). Dauerstress führt außerdem längerfristig zu einer Einschränkung der kognitiven Leistungsfähigkeit. Die Betroffenen leiden unter Vergesslichkeit, Konzentrationsschwierigkeiten, Entscheidungsproblemen und einer beeinträchtigten Wahrnehmung im Sehen oder Hören (Keel, 2014, S.97). Die einzelnen Stufen wurden von Keel (2014, S.26) in einem Stufenmodell dargestellt und können Abbildung 1 entnommen werden.

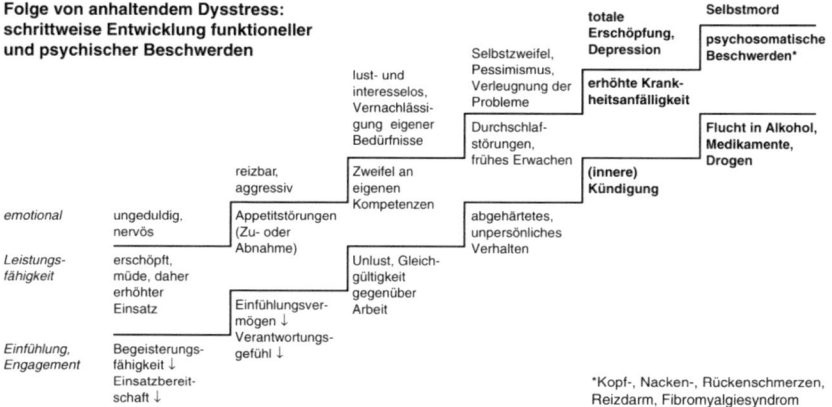

Abb.1: Stufenprozess der Erschöpfung (Keel, 2014, S.26)

Menschen, die selten gestresst sind, geht es signifikant gesundheitlich besser als denen, die häufig gestresst sind. In der Gruppe der häufig Gestressten leiden zehn Prozent unter psychischen Beschwerden, weshalb es von großer Bedeutung ist, psychisch belastenden Stress zu vermindern oder idealerweise vollständig abzubauen. Alle hierzu genutzten Methoden werden unter dem Begriff Stressmanagement zusammengefasst (Stangl, 2021; TK, 2021, S.4). Dieser umfasst sowohl die Stressintervention als auch die Stressprävention (Patzelt, 2015, S.19).

Durch Stressmanagement gibt es eine Reihe an Möglichkeiten für Arbeitnehmer, aktiv Verantwortung für ihre eigene Gesundheit zu übernehmen. In Kapitel vier soll ein Überblick gegeben werden.

3 Stressmanagement-Methoden für Arbeitnehmer

Arbeitnehmer können Stress auf verschiedene Weise verhindern und abbauen - und das sowohl in der Arbeit als auch im Privaten. Zu den vielversprechendsten Strategien zählen unter anderem ehrenamtliche Arbeit, Treffen mit Freunden oder Familie, Sport und Bewegung, eine gesunde Ernährung, unterschiedlichste Entspannungsverfahren sowie die Etablierung eines erfolgreichen Zeitmanagements und eine sinnvolle Pausengestaltung (Causevic & Endemann, 2019, S.27; Siedentopp, 2016, S.46; TK, 2016, S.18f).

3.1 Ehrenamtliches Engagement und soziale Kontakte

In der Freizeit ist es wichtig, etwas zu unternehmen, was Spaß macht und damit dem Abschalten sowie der Erholung dient (Bergner, 2017, S.21). Laut der Stressstudie der TK aus dem Jahr 2016, ist soziales Engagement zum Stressabbau sehr beliebt. 36 Prozent der Befragten gaben an, sich unentgeltlich einzusetzen. Ehrenamtliche übernehmen sinnvolle Aufgaben und erfahren große

Wertschätzung, was einen positiven Effekt auf die Zufriedenheit und den Umgang mit Stress hat. Das beliebteste Mittel zum Stressabbau ist jedoch Zeit mit Familie und Freunden (TK, 2016, S.18). Auch wenn es in stressigen Zeiten nicht immer leicht ist, die sozialen Kontakte zu pflegen, sind sie eine bedeutende Ressource für die Stressbewältigung und Emotionsregulation. Die Zuwendung und Anerkennung von vertrauten Menschen und das gemeinsame Lachen und Erleben gibt Energie. Ebenso wichtig für das psychische Wohlbefinden ist die Zeit alleine. Diese sollte genutzt werden, um eigene Bedürfnisse bewusst wahrnehmen und ohne Rücksicht auf andere befriedigen zu können (Causevic & Endemann, 2019, S.121f).

Das nachfolgende Unterkapitel beschäftigt sich mit der Relevanz von körperlicher Betätigung. Außerdem werden Möglichkeiten aufgezeigt, Bewegung in den Arbeitsalltag zu integrieren.

3.2 Sport und Bewegung

In der Bewegungsstudie der TK gaben zwei Drittel der befragten Personen an, weniger als eine Stunde Alltagsbewegung am Tag zu haben (TK, 2016, S.18). Obwohl der Körper bei lang andauerndem Stress erschöpft ist und die Lust, sich körperlich zu betätigen, dann stark sinkt, sollte eine regelmäßige körperliche Betätigung stattfinden (Causevic & Endemann, 2019, S.146). Denn durch die aktuellen Studien wird immer deutlicher, dass regelmäßige Bewegung ein gesundheitlicher Schutzfaktor und ideal zum Stressabbau ist (Causevic & Endemann, 2019, S.142; Geisselhart & Hofmann, 2015, S.30; TK, 2016, S.18). Unklar ist dagegen die spezifische Rolle der Bewegung bei der Entstehung und Bewältigung von Stress sowie die komplexen Zusammenhänge von Sport, Stress und Gesundheit (Fuchs & Gerber, 2018, S.7). Geisselhart und Hofmann (2015, S.31) gehen davon aus, dass der positive Effekt dadurch zustande kommt, dass sich das Gehirn durch die Fokussierung auf die Koordination der Bewegungsabläufe nicht mehr auf die Sorgen des Alltags konzentrieren kann. Bergner (2017, S.22) sowie Causevic und Endemann (2019, S.142) argumentieren außerdem, dass das Stresshormon Cortisol abgebaut und die durch die Stressreaktion bereitgestellte Energie verbraucht wird. Ein schneller Spaziergang, zehn Minuten Seil springen, ein kurzer Dauerlauf oder zehn bis fünfzehn Minuten Tanzen können bereits ausreichend sein, um akuten Stress spürbar zu lindern (Geisselhart & Hofmann, 2015, S.32). Hilfreich ist außerdem eine kurze Einheit Anti-Stress-Gymnastik, in der die rechte und die linke Gehirnhälfte harmonisiert werden. Dies geschieht durch Bewegungsabfolgen, die abwechselnd rechte und linke Körperteile in Verbindung bringen. Ein Beispiel ist, mit der linken Hand an die Nase und mit der rechten Hand an das linke Ohr zu fassen und anschließend zu wechseln. Dieser Wechsel sollte im Verlauf immer schneller stattfinden (Geisselhart & Hofmann, 2015, S.36f). Die eben genannten Möglichkeiten sind in den Arbeitsalltag integrierbar und können in den Arbeitspausen angewandt werden. Um die Stressresistenz zu erhöhen und stressbedingten Krankheiten vorzubeugen, ist es wichtig, dass der Ausgleich regelmäßig stattfindet (Causevic & Endemann, 2019, S.147). Zweimal pro Woche eine halbe Stunde Sport reichen aus, um positive Effekte auf die körperliche und psychische Gesundheit zu erzielen (Causevic & Endemann, 2019, S.142).

Genauso hilfreich wie eine regelmäßige körperliche Betätigung, kann das anwenden von Entspannungstrainings sein, die im nachfolgenden Kapitel beschrieben werden sollen.

3.3 Entspannungsverfahren - Die Progressive Muskelrelaxation

Es gibt eine ganze Reihe von Entspannungsverfahren wie beispielsweise Yoga, Hypnose, Meditation, Achtsamkeitstraining, Atemübungen, progressive Muskelrelaxation oder autogenes Training (Causevic & Endemann, 2019, S.103f). Die Wirksamkeit dieser Verfahren ist vielfach wissenschaftlich belegt. Die Techniken wirken sich auf das vegetative Nervensystem aus und senken dadurch das Erregungslevel. Die Immunabwehr wird gestärkt und der Puls, der Blutdruck sowie der Cortisonspiegel gesenkt. Außerdem lösen sich Muskelverspannungen und die Konzentration sowie die Aufmerksamkeit werden gefördert. Eine wiederkehrende Anwendung von Entspannungsverfahren kann die Lebensqualität durch das Erhöhen der Belastbarkeit und das Reduzieren von psychosomatischen Beschwerden steigern. Durch regelmäßiges Training über einen längeren Zeitraum kann die Fähigkeit, sich psychisch und physisch zu entspannen, verbessert und als Soforthilfe in stressigen Situationen eingesetzt werden (Causevic & Endemann, 2019, S.103f). Dabei ist nicht die Länge der Einheiten, sondern deren Regelmäßigkeit entscheidend. Es ist daher sinnvoll, feste Zeiten einzuplanen und diese in den Tagesplan zu integrieren. Während der Übung sollten keine Störungen auftreten und zu Beginn ist es nützlich, stets am gleichen Ort und zur gleichen Uhrzeit zu üben. Es sollte ein Zeitpunkt gewählt werden, zu dem der Körper bereits auf Entspannung eingestellt ist, wie zum Beispiel vor dem Einschlafen oder nach dem Sport (Causevic & Endemann, 2019, S.104f). Außerdem sollte bequeme Kleidung getragen, das Zimmer vor Beginn des Entspannungstrainings abgedunkelt und für eine angenehme Umgebung (z.B. durch Duftkerzen) gesorgt werden. Im weiteren Trainingsverlauf sollten die Übungen vereinzelt an ungewohnten Orten stattfinden und auch die anderen Bedingungen nach und nach weggelassen werden, um Entspannung zunehmend auch im Alltag willentlich herstellen zu können. Um die Techniken eigenständig anzuwenden, eignen sich Apps, Audios oder Videos aus dem

Internet. Eine Alternative sind Kurse, die im Fitnessstudio, in einem Verein oder über die Krankenkasse belegt werden können (Causevic & Endemann, 2019, S.105f).

Die progressive Muskelrelaxation nach Jacobson soll näher erklärt werden. Es ist das am meisten erforschte und am häufigsten genutzte Entspannungsverfahren (Spektrum, 2000). Die Wirksamkeit wurde bei vielen physischen sowie psychischen Erkrankungen belegt. Außerdem hat sie sich als effektive Strategie zur Reduktion allgemeiner psychophysiologischer Aktivierung bewährt. Unzureichend erforscht sind jedoch die zu Grunde liegenden konkreten Wirkmechanismen (Kaluza, 2011, S.81). Der amerikanische Arzt und Neurophysiologe E. Jacobson ging davon aus, dass die Entspannung durch eine bewusste, kontinuierliche Verringerung der muskulären Spannung einzelner Muskelgruppen des Bewegungsapparates und die damit verbundene Senkung der Aktivität des zentralen Nervensystems herbeigeführt werden kann. In der Übung werden nach und nach einzelne Muskelgruppen für eine Dauer von fünf bis sechs Sekunden angespannt. Anschließend wird die Kontraktion mit dem Ausatmen gelöst. Über 30 bis 45 Sekunden sollen die Muskeln maximal entspannt werden. Der Wechsel von Anspannung und Entspannung wird so oft wiederholt, bis sich ein gutes Entspannungsgefühl in dem jeweiligen Körperteil ausbreitet. Die Konzentration wird dabei auf die entsprechenden Empfindungen gelenkt und die Atmung soll zu keinem Zeitpunkt angehalten werden. Schrittweise werden sämtliche Muskelgruppen des Bewegungsapparates zunächst angespannt und dann entspannt: Zuerst die Kopfregion und die oberen Gliedmaßen, dann der Nacken und der Rumpfbereich bis hin zu den Beinen und Füßen. Zu Beginn wird der Körper in 16 Muskelgruppen unterteilt (Langform). Nach einigen Wochen können die Muskelpartien zu vier Gruppen zusammengefasst werden, die dann parallel angespannt bzw. entspannt werden (Kurzform). Die Verkürzung der Übung soll die gezielte Anwendung im (Arbeits-)Alltag sowie in akuten Stresssituationen ermöglichen (Causevic & Endemann, 2019, S.110f; Kaluza, 2011, S.81ff; Petermann, 2020, S.151). Im Gegensatz zu kognitiv ausgerichteten Verfahren, ist die progressive Muskelentspannung leicht zu erlernen. Außerdem ist der Entspannungseffekt von Beginn an zu spüren und wird zunehmend intensiver (Spektrum, 2000).

Neben der regelmäßigen körperlichen Betätigung und dem Anwenden von Entspannungstechniken, ist auch die Ernährung ein wesentlicher Faktor. Das Unterkapitel 4.4 beschäftigt sich mit der Nahrungsaufnahme in stressreichen Zeiten.

3.4 Ernährung

Stress führt häufig dazu, dass Zeit beim Essen eingespart wird. Gegessen wird demnach schnell zwischendrin oder sogar während der Arbeit. In Extremfällen werden Hungergefühle unterdrückt oder gar nicht wahrgenommen (Causevic & Endemann, 2019, S.135). Eine unausgewogene Ernährung kann den Abbau von Stress jedoch verhindern oder diesen sogar verstärken. Bei einer dauerhaften schlechten Ernährung steigt die Stressanfälligkeit sowie das Risiko für verschiedene Erkrankungen (Siedentopp, 2016, S.46). Um Stress bewältigen zu können, ist es daher essentiell, dass der Körper mit den richtigen Nährstoffen in ausreichender Menge versorgt wird (Causevic & Endemann, 2019, S.135). Stress erzeugt einen erhöhten Bedarf an Mineralstoffen, Vitaminen und Glucose. Daher sollten vorwiegend frische, möglichst unverarbeitete Lebensmittel mit einer hohen Energie- und Nährstoffdichte verzehrt werden (Causevic & Endemann, 2019, S.138; Siedentopp, 2016, S.46). Als Anti-Stress-Mineral gilt Magnesium, das sich beispielsweise in Artischocken, Erdnüssen, Trockenobst, Hülsenfrüchten, Spinat oder Bananen befindet. Ebenso wichtig ist Kalium, da es die geregelte Funktion der Nerven unterstützt. Es ist in Geflügel, Milch, Käse, Orangen sowie Aprikosen enthalten. Bei Stress ist außerdem der Bedarf an Vitamin C sowie Vitamin B erhöht. Während Vitamin C für die Synthese der Stresshormone Adrenalin und Noradrenalin benötigt wird, ist Vitamin B essentiell für das Nervensystem. Vitamin C ist zum Beispiel in Brokkoli, Paprika, Rosenkohl und Meerrettich enthalten. Vitamin B kann über tierische Produkte, Avocados, Kartoffeln oder Nüsse aufgenommen werden (Causevic & Endemann, 2019, S.139; Geisselhart & Hofmann, 2015, S.33f). Ebenso wichtig ist die Aminosäure Tryptophan sowie Omega-3-Fettsäuren, da sie unsere Stimmung positiv beeinflussen. Zu den Tryptophan-Quellen gehören unter anderem Sojaprodukte, Vollkorngetreide, Cashewkerne, Hülsenfrüchte und sämtliche tierische Produkte. Omega-3-Fettsäuren finden sich in Leinsamen, Walnüssen und Fischen (Causevic & Endemann, 2019, S.140f). Nikotin, Alkohol, Koffein und Süßigkeiten sollten vermieden und Fertigprodukte mit Zusatz- und Hilfsstoffen, Fast Food und fettige, scharfe Speisen sowie Zucker und Weißmehlprodukte stark reduziert werden, da sie den Stressstoffwechsel begünstigen. (Siedentopp, 2016, S.46f). Es ist daher ratsam, für das Essen in der Arbeitsstätte vorzukochen oder eine ausgewogene Brotzeit herzurichten. Neben der optimalen Nährstoff-Versorgung ist es außerdem wichtig, regelmäßig und in einer ruhigen Umgebung zu essen, da Stress die Verdauungsprozesse hemmt. Damit die Verdauung nicht zusätzlich belastet wird, sollte die Nahrung zudem ausreichend zerkaut werden (Causevic & Endemann, 2019, S.137). Experten raten dazu, das Essen in stressigen Zeiten in mehreren, kleinen und gleichmäßig verteilten Mahlzeiten zu sich zu nehmen (Geisselhart & Hofmann, 2015, S.33; Siedentopp, 2016, S.46).

Um Überlastungen durch Stress vorzubeugen, sind ein gutes Zeitmanagement, regelmäßige Pausen und eine sinnvolle Pausengestaltung angeraten. Diese Themen sollen im folgenden Kapitel betrachtet werden.

3.5 Zeitmanagement und Pausengestaltung

Da das Gefühl von Zeitmangel, Hetze und ständigem Zeitdruck Stress auslösen und ein regeneratives Stressmanagement verhindern, ist es zunächst wichtig, den eigenen Umgang mit der Zeit zu reflektieren und persönliche Stressoren sowie „Zeitfresser" herauszufinden und bestmöglich zu eliminieren (Causevic & Endemann, 2019, S.34; Geisselhart & Hofmann, 2015, S. 50; Genann, 2018, S.30). Darunter können Störungen durch andere Mitarbeiter, Ablenkung durch das Smartphone, Perfektionismus sowie das parallele Bearbeiten von Aufgaben fallen (Causevic & Endemann, 2019, S.37; Genann, 2018, S.30). Diese können durch ein Zeitprotokoll herausgefunden werden, indem eine Woche lang jegliche Tätigkeit und deren zeitlicher Umfang protokolliert wird (Euler, 2020, S.81). Sind die „Zeitfresser" identifiziert und weitestgehend eliminiert, sollte ein Tagesplan erstellt werden (Buchenau & Lehmann, 2021, S.37). Am Besten geschieht dies mithilfe der ALPEN-Methode. Zunächst werden alle anstehenden Termine und Tätigkeiten aufgezählt („Aufgaben"). Anschließend werden die Aufgaben zeitlich eingeschätzt und unter Berücksichtigung von Pufferzeiten terminiert („Länge"). 60 Prozent der Zeit sollen dabei verplant und 40 Prozent als Puffer zur Verfügung gestellt werden. Unter dem Aspekt „Entscheidungen" werden Prioritäten gesetzt und Aufgaben delegiert, verschoben und gekürzt. Am Abend erfolgt die Nachkontrolle. Hier wird überprüft, ob die Planung realistisch war und Erkenntnisse für die zukünftige Planung gesammelt (Causevic & Endemann, 2019, S.41f). Bei Punkt E ist es wichtig, zwischen Dringlichkeit und Wichtigkeit der Anforderungen zu unterscheiden, um sie priorisieren zu können. Dringend sind Aufgaben, die möglichst schnell erledigt werden müssen. Wichtig sind Aufgaben, die bedeutend für unsere eigenen Ziele sind. Werden die Anforderungen nach Dringlichkeit und Wichtigkeit sortiert, ergibt sich eine Vier-Felder-Tafel, die das sog. Eisenhower-Prinzip veranschaulicht und in Abbildung 2 dargestellt ist (Causevic & Endemann, 2019, S.38f).

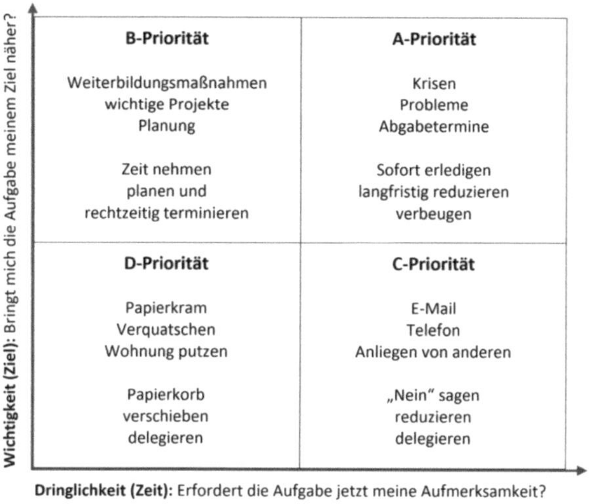

B-Priorität

Weiterbildungsmaßnahmen
wichtige Projekte
Planung

Zeit nehmen
planen und
rechtzeitig terminieren

A-Priorität

Krisen
Probleme
Abgabetermine

Sofort erledigen
langfristig reduzieren
verbeugen

D-Priorität

Papierkram
Verquatschen
Wohnung putzen

Papierkorb
verschieben
delegieren

C-Priorität

E-Mail
Telefon
Anliegen von anderen

„Nein" sagen
reduzieren
delegieren

Wichtigkeit (Ziel): Bringt mich die Aufgabe meinem Ziel näher?

Dringlichkeit (Zeit): Erfordert die Aufgabe jetzt meine Aufmerksamkeit?

Abb.2: Eisenhower-Prinzip (Causevic & Endemann, 2019, S.39)

Die geplanten Pausenzeiten sollten strikt eingehalten werden, sodass sich Körper und Psyche regulieren können (Weskamp, 2021, S.29). Es ist wissenschaftlich belegt, dass zehn Minuten Pause dieselbe Erholung liefern, wie eine Stunde Mittagsschlaf, sofern sie richtig gestaltet wird. Diese kurzen Pausen sollten demnach regelmäßig genutzt werden, um bewusst abzuschalten (Geisselhart & Hofmann, 2015. S.24). Ein kurzer Spaziergang in der Natur, das Hören von ruhiger Musik, Tagträumen, das Meditieren an einem ungestörten Ort oder das Anwenden anderer Entspannungsmethoden wie der sog. VAKOG-Reise können als Beispiele angeführt werden (Geisselhart & Hofmann, 2015, S.38). Hierbei geht es darum, sich mithilfe der fünf Sinne Sehen, Hören, Spüren, Riechen und Schmecken auf die Gegenwart zu konzentrieren. Hierbei würde die Person die Augen schließen und ein inneres Bild der Umgebung erzeugen. Sie würde versuchen, den Geruch von frisch gemähtem Gras, die Berührung der Kleidung auf der Haut, den Geschmack von Kaffee und Geräusche, wie etwa das Summen einer Biene, intensiv wahrzunehmen (Geisselhart & Hofmann, 2015, S.47f).

Da aber auch Arbeitgeber in der Verantwortung stehen, soll abschließend auf mögliche präventive Maßnahmen durch den Arbeitgeber eingegangen werden, auch wenn sich die Hausarbeit aufgrund der Notwendigkeit einer genauen Betrachtung beider Verantwortlichkeiten, auf die Stressmanagement-Methoden von Seiten der Arbeitnehmer fokussiert.

4 Unterstützung bei der Stressbewältigung durch den Arbeitgeber

Auch für Arbeitgeber gibt es eine Vielzahl an Möglichkeiten, Stress am Arbeitsplatz zu reduzieren. Beispielhaft seien verschiedene Sport- und

Entspannungskurse, kognitives- und Verhaltenstraining oder Gesundheitsberatungen genannt. Kognitive Trainings helfen Arbeitnehmern, Stressoren bei der Bewertung als Herausforderung und nicht als Bedrohung zu sehen. Verhaltenstrainings umfassen beispielsweise Trainings zum Zeitmanagement oder der Selbstsicherheit. Die Mitarbeiter lernen moderne Arbeitstechniken kennen und werden in sozialer Kompetenz unterrichtet (Mojtahedzadeh et al., 2021, S.163; Patzelt, 2015, S.19f). Eine weitere Option ist die Schaffung einer entspannten Arbeitsatmosphäre und Teamkultur, das Gewähren von ausreichend langen und häufigen Pausen sowie das Einrichten einer Regenerations- und Rückzugsmöglichkeit. Die Mitarbeiter sollten die Möglichkeit bekommen, persönliche Bilder und Pflanzen aufzustellen und sich den Arbeitsplatz individuell zu gestalten. Eine klare Struktur sowie die gemeinsame Vereinbarung von Regeln sorgen für ein gutes Teamverhältnis (Bergner, 2017, S.21; Mojtahedzadeh et al., 2021, S.163; Weskamp, 2021, S.31f). Es ist empirisch bestätigt, dass das Stressempfinden der Arbeitnehmer maßgeblich von den Führungskräften und deren Führungsstil abhängig ist. Optimal ist ein offener und regelmäßiger Austausch, häufiges Geben von Feedback, die Vorgabe von erreichbaren Zielen, Freiraum in der Arbeitsgestaltung und Entscheidungstransparenz. Das Arbeitsklima sollte von Gerechtigkeit und Fairness geprägt sein. Die Wertschätzung durch die Führungskraft sowie die Sinnhaftigkeit der Arbeit sind ein wirksamer Schutz vor Stressfolgeerkrankungen (Bergner, 2017, S.22; Genann, 2018, S.45; Weskamp, 2021, S.31f). Eine neuere Intervention ist außerdem der Einsatz von Hunden im Unternehmen. Eine Studie der Eastern Kentucky University aus 2001 belegt, dass die Tiere den Stress der Arbeitnehmer reduzieren können und sich positiv auf deren Stimmung, Motivation und Gesundheit auswirken, da sie die Produktion des Anti-Stress-Hormons Oxytocin anregen (Bergner, 2017, S.28, 34).

Die Eingangs gestellte Frage nach Stressmanagement-Methoden für Arbeitnehmer konnte multiperspektiv beantwortet werden. Abschließend sollen die wichtigsten Erkenntnisse prägnant zusammengefasst und ein Ausblick gegeben werden.

5 Fazit und Ausblick

Zu den vielversprechendsten in der Freizeit angewandten Strategien in der Freizeit gehören zunächst ehrenamtliche Arbeit, gemeinsame Zeit mit Freunden und Familie sowie Zeit für sich alleine. **Soziales Engagement** hat eine positive Wirkung auf die Zufriedenheit und den Umgang mit Stress, da es von sinnvollen Tätigkeiten und Wertschätzung geprägt ist. Das Lachen und **gemeinsame Zeit mit vertrauten Menschen** gibt Energie und ist eine bedeutende Ressource für die Stressbewältigung. Aber auch die **Zeit alleine** ist notwendig, um eigene Bedürfnisse bewusst wahrnehmen und erfüllen zu können (vgl. Kap. 4.1). Mit Sport und Entspannungsverfahren wurden Strategien beleuchtet, die sowohl in der Freizeit als auch in den Arbeitsalltag integriert werden können. Der positive Effekt von **Sport** auf die Gesundheit und das Stressempfinden ist wissenschaftlich mehrfach belegt. Die zugrundeliegenden physiologischen und psychologischen Vorgänge sind jedoch noch unklar und müssen in Zukunft noch genauer erforscht werden. Neben der sportlichen Betätigung in der Freizeit, kann diese auch in den Pausen während der Arbeit stattfinden (vgl. Kap. 4.2). Alternativ können die Pausen genutzt werden, um **Entspannungsverfahren** anzuwenden, die Muskelverspannungen lösen, die Konzentration erhöhen und das Erregungslevel senken, indem sie auf das vegetative Nervensystem wirken. Eine regelmäßige Anwendung kann die Belastbarkeit erhöhen und psychosomatische Beschwerden reduzieren. Außerdem können die Verfahren durch ein kontinuierliches Training als Soforthilfen eingesetzt und die Fähigkeit, sich zu entspannen verbessert werden (vgl. Kap. 4.3). Das **Zeitmanagement** sowie die Pausengestaltung sind Maßnahmen, welche insbesondere für den Arbeitsalltag relevant sind. Ein reflektierter Umgang mit Zeit ist notwendig, da Stress durch das Gefühl von Zeitmangel und ständigem Zeitdruck ausgelöst und ein regeneratives Stressmanagement auf diese Weise verhindert wird. Das strikte Einhalten sowie die sinnvolle Nutzung der **Pausenzeiten** ist notwendig, damit sich Körper und Psyche regulieren können (vgl. Kap. 4.5). Zuletzt ist es wichtig, auf eine ausgewogene **Ernährung** zu achten. In stressigen Zeiten hat der Körper einen erhöhten Bedarf an Mineralstoffen, Vitaminen und Glucose, weshalb vorwiegend frische, möglichst unverarbeitete Lebensmittel mit einer hohen Energie- und Nährstoffdichte gegessen werden sollten. Außerdem sollte regelmäßig und in einer ruhigen Umgebung gegessen werden. Eine schlechte Ernährung kann die Stressanfälligkeit erhöhen, Stress verstärken und den Abbau von Stress verhindern (vgl. Kap. 4.4).

Obwohl es viele Strategien zum Stressabbau und zur Stressprävention gibt und diese empirisch gut belegt sind, ist die Zahl der gestressten Personen in den letzten Jahren stark gestiegen. Die in 2021 durchgeführte Stressstudie und die schwerwiegenden Auswirkungen von chronischem Stress auf Körper und Psyche zeigen deutlich, dass dringend Handlungsbedarf besteht. Die Verantwortung tragen jedoch nicht nur die Arbeitnehmer, sondern auch die Arbeitgeber, deren Handlungsmöglichkeiten nur kurz angerissen wurden und in einer zusätzlichen wissenschaftlichen Arbeit aufgegriffen werden müssen.

Literaturverzeichnis

Bergner, E. (2017). *Stress am Arbeitsplatz: Phänomen, Ursachen und deren Bewältigung mit Hilfe von Bürohunden.* Merseburg: Hochschule Merseburg (FH).

Buchenau, P. (2020). Kleine Stresskunde. In M. Euler (Hrsg.), *Der Anti-Stress-Trainer für Vertriebsleiter. Vertriebserfolg maximieren - Stress minimieren* (S.1-9). Wiesbaden: Springer Nature.

Buchenau, P. & Lehmann, S. (2021). Der Anti-Stress-Trainer für Studierende. Gelassen und erfolgreich zum Studienabschluss. Wiesbaden: Springer Gabler.

Causevic, E. & Endemann, C. (2019). Stress bewältigen - entspannt studieren. Stuttgart: Ferdinand Schöningh Verlag.

Euler, M. (2020). *Der Anti-Stress-Trainer für Vertriebsleiter. Vertriebserfolg maximieren - Stress minimieren.* Wiesbaden: Springer Nature.

Fuchs, R. & Gerber, M. (2018). *Handbuch Stressregulation und Sport.* Berlin: Springer Reference Psychologie.

Geisselhart, R. & Hofmann, C. (2015). *Stress ade. Die besten Entspannungstechniken* (7.Aufl.). Freiburg: Haufe.

Genann, R. (2018). *Die Auswirkung von psychischen Überlastungen im Beruf.* Mittweida: Hochschule Mittweida.

Kaluza, G. (2012). *Gelassen und sicher im Stress. Das Stresskompetenz-Buch. Stress erkennen, verstehen, bewältigen* (4.Aufl.). Heidelberg: Springer.

Keel, P. (2014). *Die unerklärliche Müdigkeit. Was uns in große Erschöpfung treiben kann wie wir wieder zu Kräften kommen können.* Heidelberg: Springer Spektrum.

Kleinschmidt, C. (2014). *Alle Achtung vor dem Stress! Eine 360-Grad-Betrachtung.* Gütersloh: Bertelsmann Stiftung.

Mojtahedzadeh, N., Neumann, F. A., Rohwer, E., Augustin, M., Zyriax B. C., Harth, V. & Mache, S. (2021). Betriebliche Gesundheitsförderung in der Pflege. *Prävention und Gesundheitsförderung*, 2(16), 163-169.

Neuner, R. (2016). *Psychische Gesundheit bei der Arbeit. Betriebliches Gesundheitsmanagement und Gefährdungsbeurteilung psychischer Belastung* (2.Aufl.). Wiesbaden: Springer Gabler.

Patzelt, A. (2015). *Resilienz und Stressmanagement. Eine empirische Untersuchung des Einflussfaktors Resilienz auf die Stressbewältigung am Arbeitsplatz.* Riedlingen: SRH FernHochschule Riedlingen.

Petermann, F. (2020). *Entspannungsverfahren Praxishandbuch* (6.Aufl.). Weinheim: Beltz.

Siedentopp, U. (2016). Stress und Ernährung. *Deutsche Zeitschrift für Akupunktur,* 59(1), 44-47.

Spektrum (2000). Progressive Muskelentspannung. Verfügbar unter https://www.spektrum.de/lexikon/psychologie/progressive-muskelentspannung/11899 [29.01.2022]

Stangl, W. (2021). Stressmanagement. Verfügbar unter https://lexikon.stangl.eu/5213/stressmanagement [04.11.2021]

Techniker Krankenkasse (2016). *Entspann dich, Deutschland. TK-Stressstudie 2016.* Hamburg: Techniker Krankenkasse.

Techniker Krankenkasse (2021). *Entspann dich, Deutschland. TK-Stressstudie 2021.* Hamburg: Techniker Krankenkasse.

Weskamp, L. (2021). *Gesund helfen - Strategien der Selbstfürsorge für Mitarbeitende in stationären Einrichtungen*. Neubrandenburg: Hochschule Neubrandenburg.

BEI GRIN MACHT SICH IHR WISSEN BEZAHLT

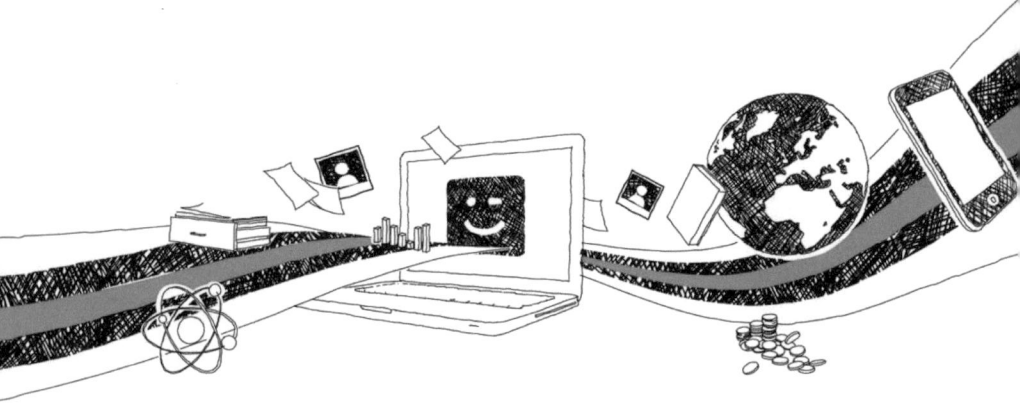

- Wir veröffentlichen Ihre Hausarbeit, Bachelor- und Masterarbeit

- Ihr eigenes eBook und Buch - weltweit in allen wichtigen Shops

- Verdienen Sie an jedem Verkauf

Jetzt bei www.GRIN.com hochladen und kostenlos publizieren

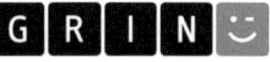